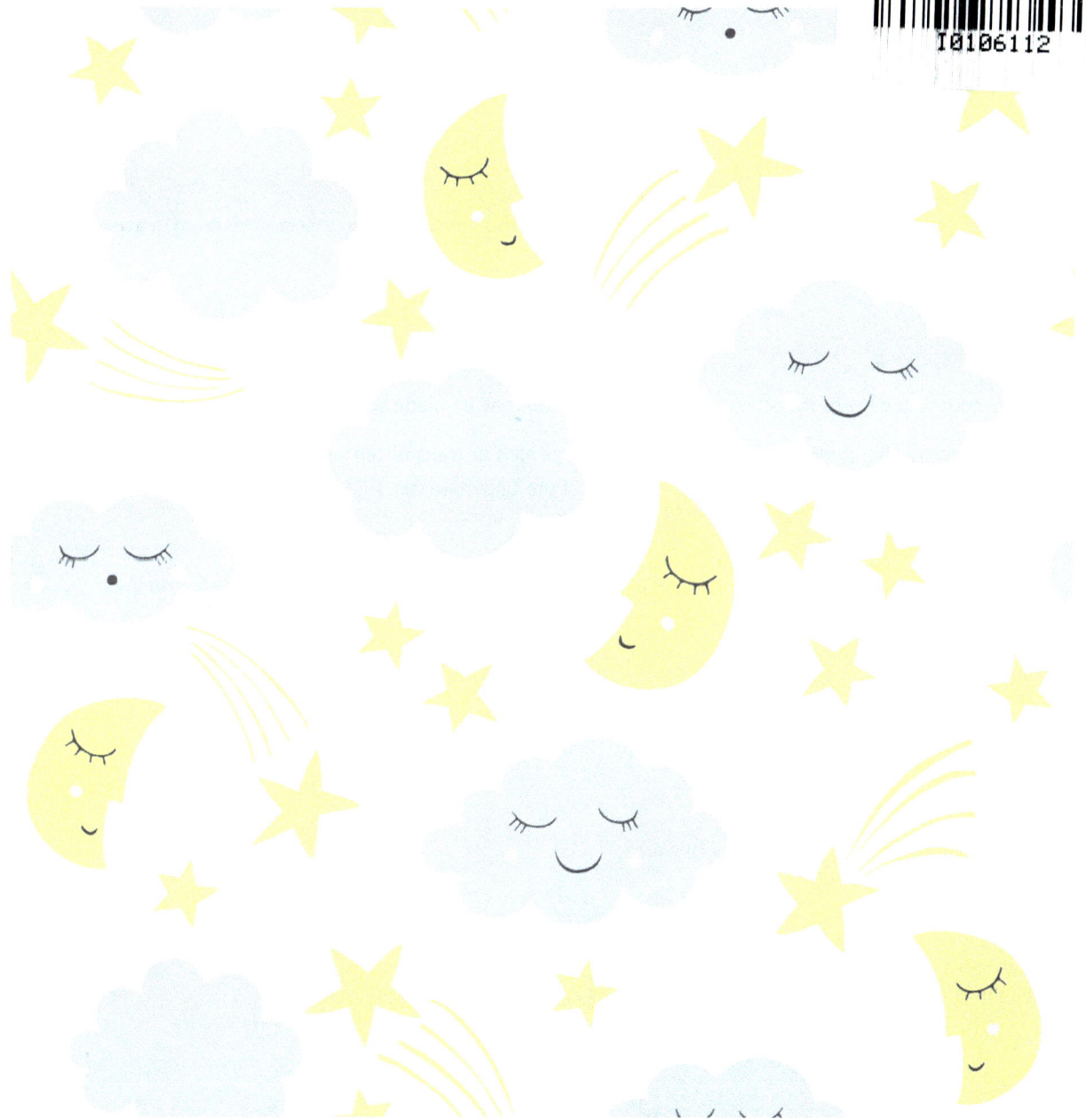

A catalogue record for this work is available from the National Library of Australia.

ISBN 9781922641892


Sneaky Press is the imprint of Sneaky Universe.
www.sneakyuniverse.com
First published in 2023


Sneaky Press
Melbourne, Australia.

# Das Buch der zufälligen Schlaffakten

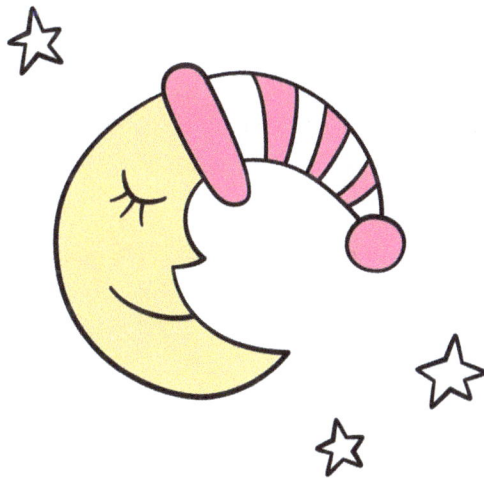

Sneaky Press

# Inhalte

# Warum wir schlafen

Wir alle müssen schlafen (schließlich werden unsere Körper herunterfahren und schlafen, ob wir wollen oder nicht), aber Forscher sind sich immer noch nicht 100% sicher, warum. Es gibt 2 Haupttheorien - Restaurierungstheorie und Evolutionstheorie.

NREM-Schlaf gilt als wichtig für die Wiederherstellung und Reparatur des Körpers, einschließlich körperlichem Wachstum, Gewebereparatur und Erholung, insbesondere während der NREM-Stadien 3 und 4 von NREM, wenn das Gehirn am wenigsten aktiv ist.

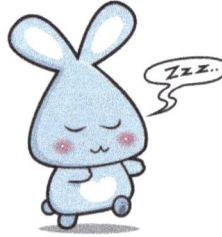

Die Restaurierungstheorie legt nahe, dass Schlaf Zeit bietet, um uns von Aktivitäten während der Wachzeit zu erholen, die die körperlichen und geistigen Ressourcen des Körpers aufbrauchen.

Die Restaurierungstheorie legt nahe, dass NREM- und REM-Schlaf unterschiedliche restaurative Wirkungen haben.

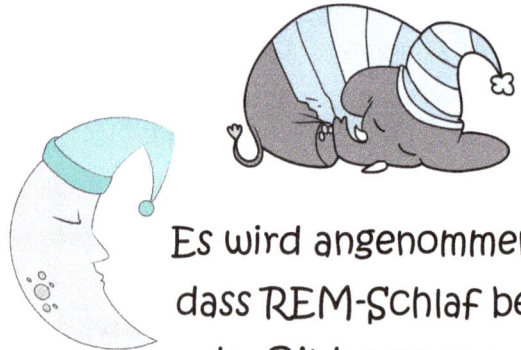

Es wird angenommen, dass REM-Schlaf bei der Bildung neuer Erinnerungen helfen kann.

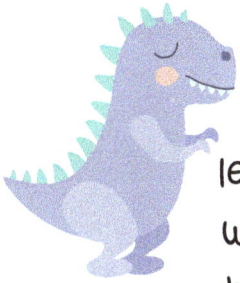

Die Evolutionstheorie legt nahe, dass der Grund, warum wir schlafen, darin besteht, unser Überleben als Art zu sichern und zu verbessern.

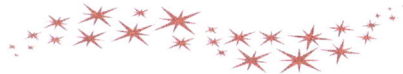

Es legt nahe, dass Schlaf sich entwickelt hat, um unser Überleben als Art zu verbessern, indem es uns schützt, weil es uns während des Teils des Tages inaktiv macht, wenn es am gefährlichsten ist, sich zu bewegen.

Nach dieser Theorie muss eine Person (oder ein Tier), sobald sie ihre Überlebensbedürfnisse wie Essen, Trinken, Pflege ihrer Jungen und Fortpflanzung erfüllt hat, den Rest ihrer Zeit damit verbringen, Energie zu sparen, versteckt und vor Raubtieren geschützt.

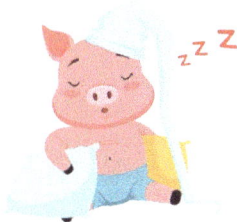

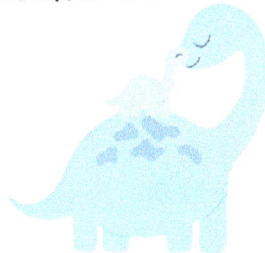

Während wir schlafen, interagieren wir nicht mit der Umwelt und sind daher weniger wahrscheinlich aufmerksam auf potenzielle Raubtiere und geraten in gefährliche Situationen.

# Die Stadien des Schlafs

Während einer typischen Nacht erleben wir zwei sehr unterschiedliche Arten von NREM-Schlaf (Nicht-schnelle Augenbewegung) und REM-Schlaf (Schnelle Augenbewegung).

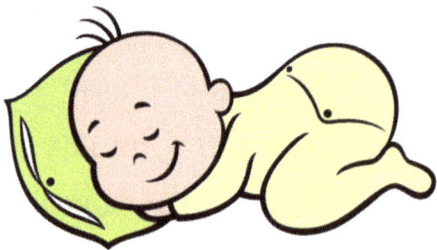

Es gibt 4 Stadien des NREM-Schlafs.

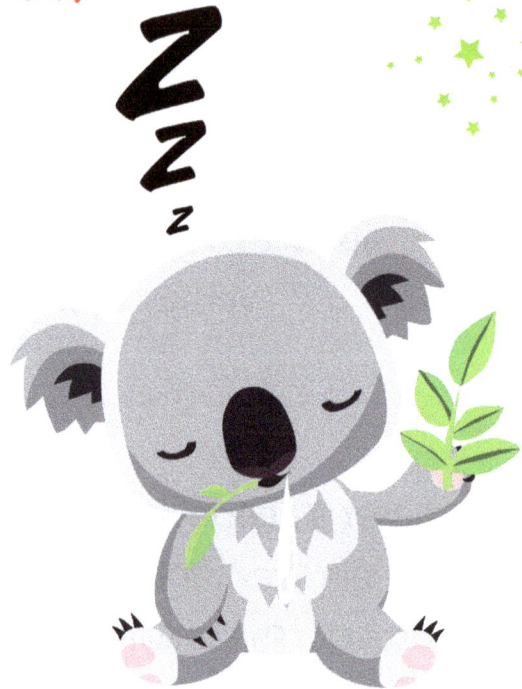

Wir verbringen etwa 3/4 unserer gesamten Schlafzeit im NREM-Schlaf.

8

Es dauert etwa 45 bis 60 Minuten, um durch den ersten NREM-Schlafzyklus von Stadium 1 bis Stadium 4 zu gelangen, bevor wir allmählich wieder durch Stadien 3 und 2 zum REM-Schlaf zurückkehren.

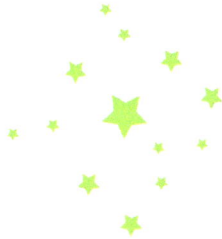

Jedes Stadium des Schlafs hat ein unterscheidbares Muster der Gehirnwellenaktivität.

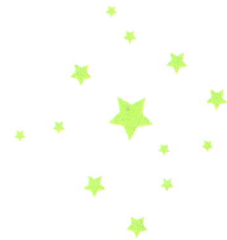

Die durchschnittliche Länge eines vollständigen NREM-REM-Schlafzyklus beträgt etwa 90 Minuten.

Im Laufe der Nacht haben wir mehr REM-Schlaf.

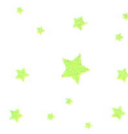

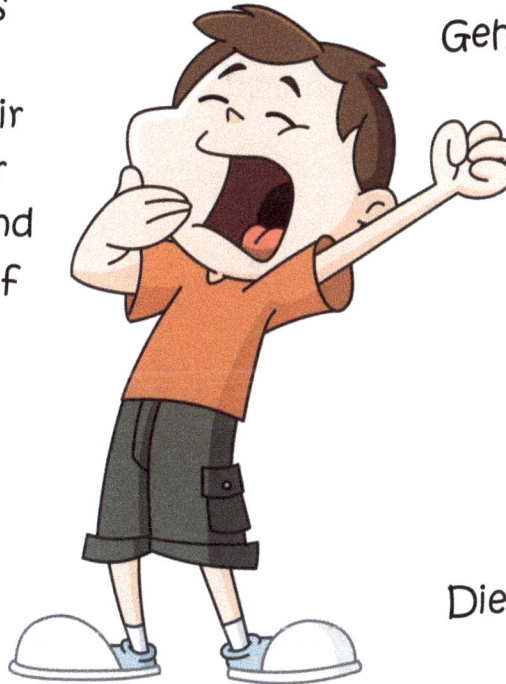

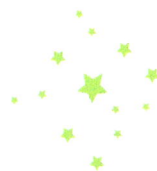

# Fakten über den NREM-Schlafstadium 1

Die meisten Menschen betreten den Schlaf durch NREM-Stadium 1.

Der Zeitpunkt, an dem wir einschlafen, wird als Sleep Onset bezeichnet.

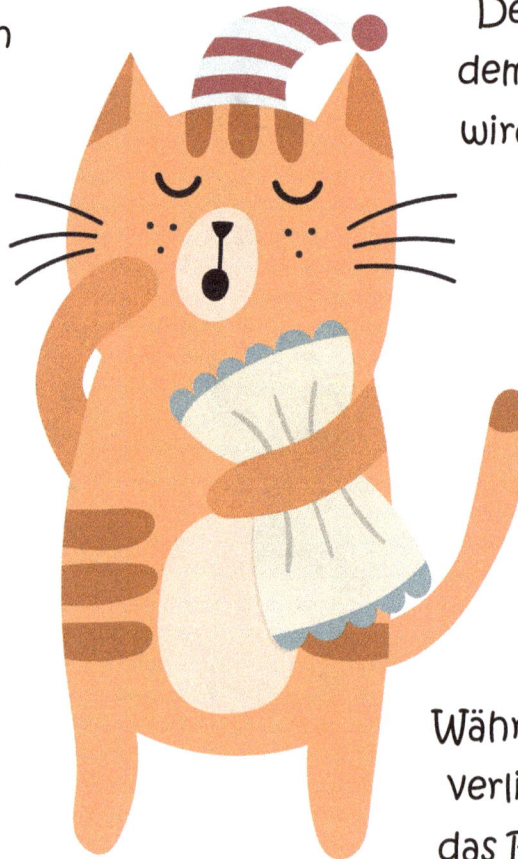

NREM-Stadium 1 wird durch den Körper durch eine Abnahme der Herzfrequenz, Atmung, Körpertemperatur und Muskelentspannung angezeigt.

Während wir einschlafen verlieren wir allmählich das Bewusstsein für uns selbst und unsere Umgebung.

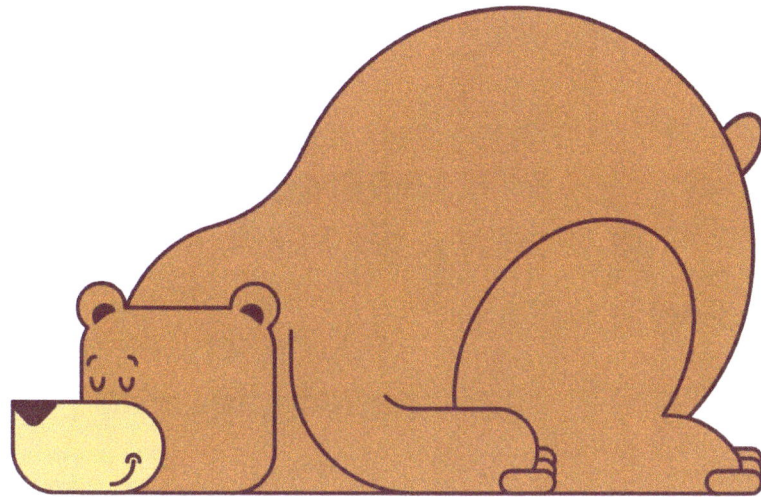

NREM-Stadium 1 macht etwa 4 oder 5% der gesamten Schlafzeit aus.

Wir können während Stadium 1 leicht durch Geräusche und Berührungen geweckt werden. Zum Beispiel ein klingelndes Telefon oder das Gefühl einer Decke über dem Körper.

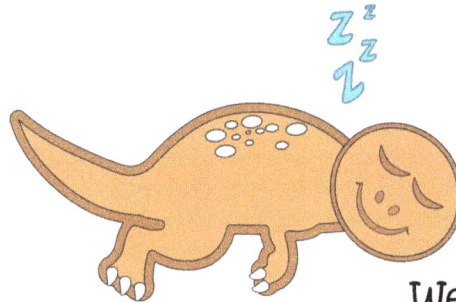

Wenn man während Stadium 1 geweckt wird, kann man das Gefühl haben, überhaupt nicht geschlafen zu haben.

# Fakten über den NREM-Schlafstadium 2

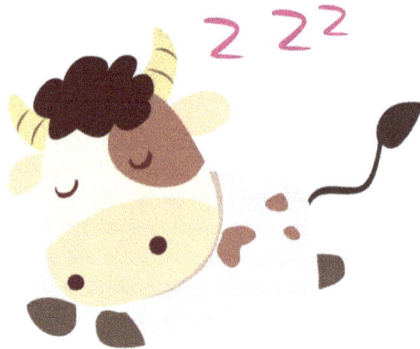

Z Z Z

NREM-Stadium 2 ist der Punkt, an dem Menschen als wirklich schlafend betrachtet werden.

NREM-Stadium 2 ist leichter Schlaf. Ein Schläfer in Stadium 2 ist weniger leicht gestört als in Stadium 1. Das Telefon muss laut klingeln oder eine Tür muss zugeschlagen werden, um jemanden aus diesem Stadium zu wecken.

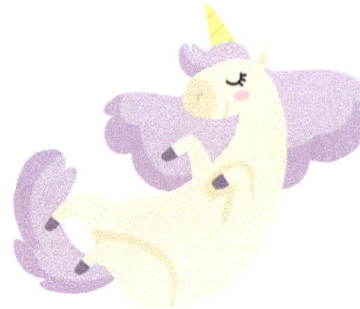

Wenn man aus der ersten Hälfte dieses Stadiums geweckt wird, berichten die meisten Menschen, dass sie wirklich nicht dachten, dass sie schliefen. Sie dösten oder dachten nur.

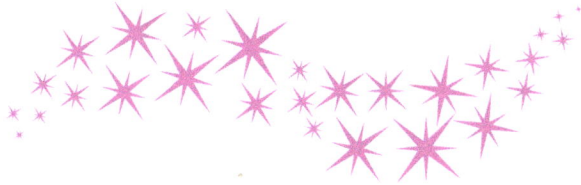

Etwa auf halbem Weg in NREM-Stadium 2 reagieren die Menschen wahrscheinlich nicht auf etwas anderes als extrem starken oder lauten Lärm oder Berührung - vielleicht könnte Schütteln den Job erledigen!

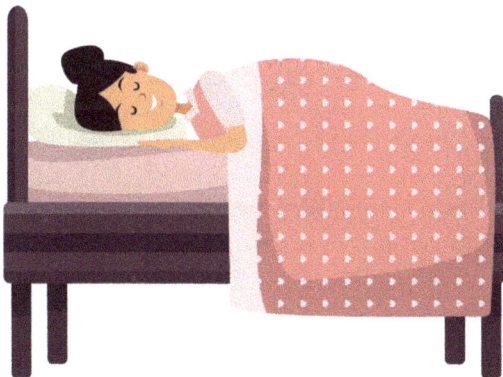

Wir verbringen jede Nacht etwa die Hälfte unserer gesamten Schlafzeit im Stadium 2 REM-Schlaf.

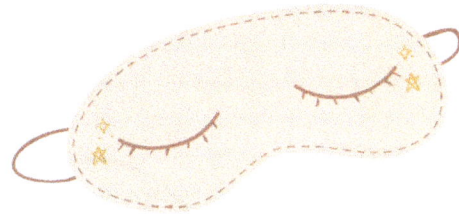

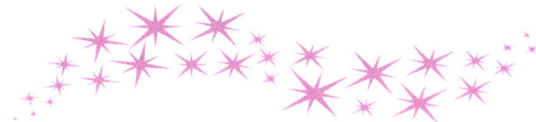

Das erste Mal, wenn ein Schläfer Stadium 2 erreicht, wird er zwischen 10 und 25 Minuten verbringen. Diese Länge verlängert sich mit jedem weiteren Zyklus.

# Fakten über den NREM-Schlafstadium 3

NREM-Stadium 3 gilt als Beginn des Tiefschlafs.

Wir verbringen weniger als 10% unserer gesamten Schlafzeit im NREM-Stadium 3.

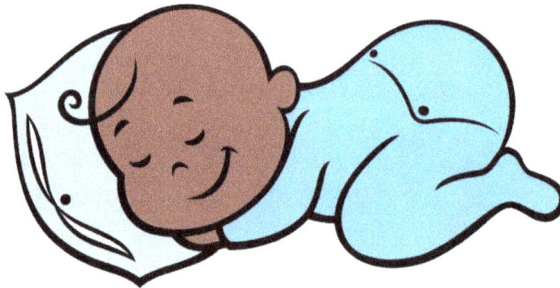

Es kann sein, dass es in der zweiten Hälfte der Nacht keinen NREM-Stadium-3-Schlaf gibt.

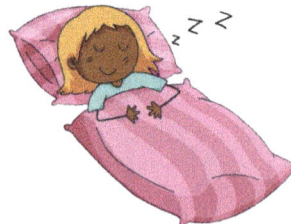

Wenn wir uns im NREM-Stadium 3 befinden, sind wir extrem entspannt und werden noch weniger wahrscheinlich auf Geräusche reagieren.

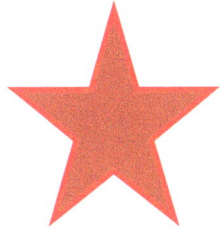

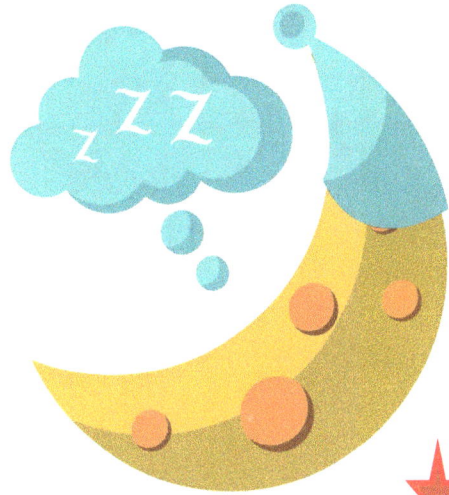

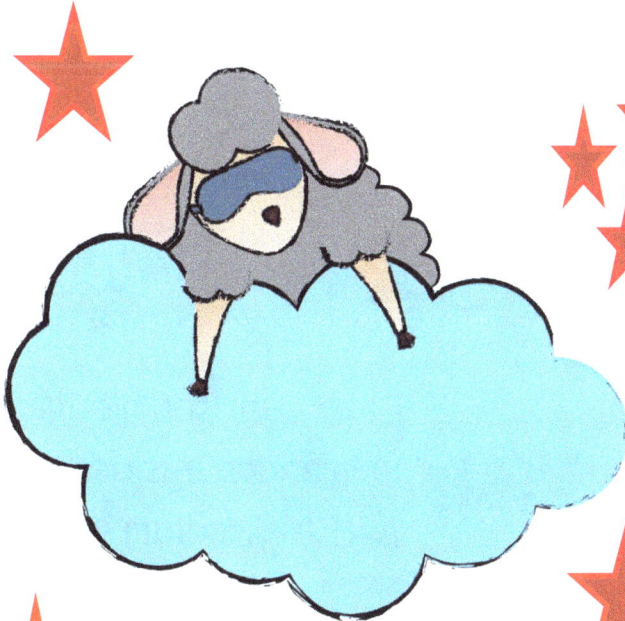

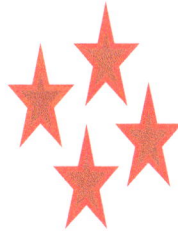

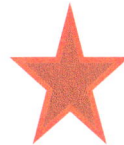

Es ist schwierig, jemanden aus dem NREM-Stadium 3 zu wecken. Wenn sie geweckt werden, sind sie desorientiert und können anfangs nicht klar denken.

# Fakten über den NREM-Schlafstadium 4

Stadium 4 ist das tiefste Stadium des Schlafs.

Im NREM-Stadium 4 ist unser Körper vollständig entspannt und wir bewegen uns kaum. Herzfrequenz, Blutdruck und Körpertemperatur sind am niedrigsten.

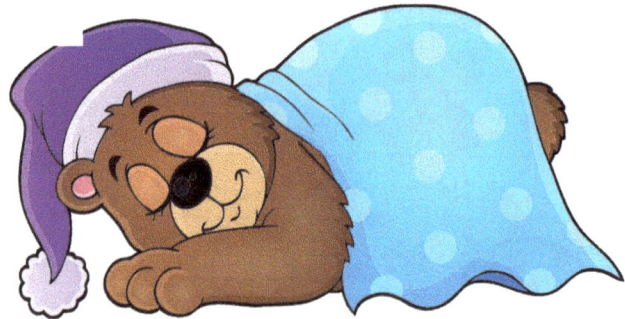

Es ist sehr schwierig, jemanden aus dem NREM-Stadium 4 zu wecken.

Wenn jemand aus dem NREM-Stadium 4 geweckt wird, braucht er ein paar Minuten, um sich zu orientieren.

Im Laufe der Nacht nimmt die Zeit im NREM-Stadium 4 ab und hört sogar auf zu geschehen.

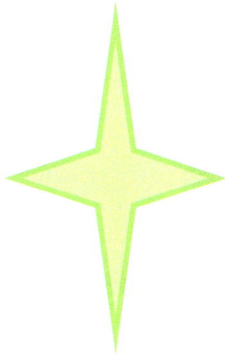

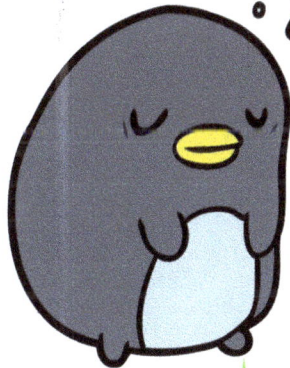

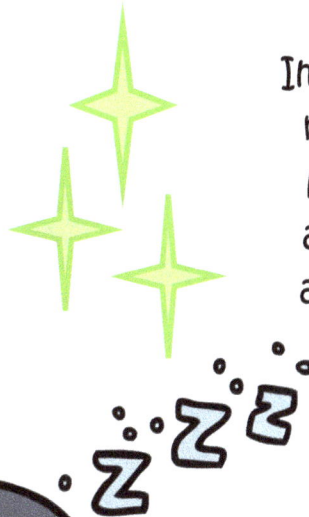

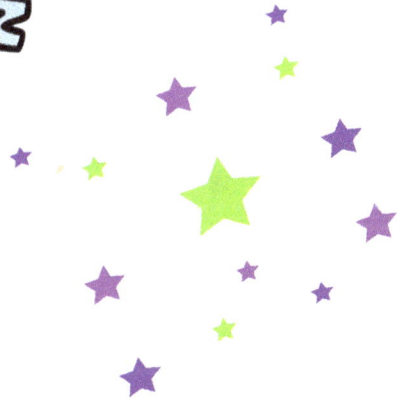

Eine Person kann im ersten Schlafzyklus zwischen 20 und 40 Minuten im NREM-Stadium 4 verbringen.

Insgesamt verbringen wir an einem typischen Abend etwa 10-15% unserer Schlafzeit im NREM-Stadium 4.

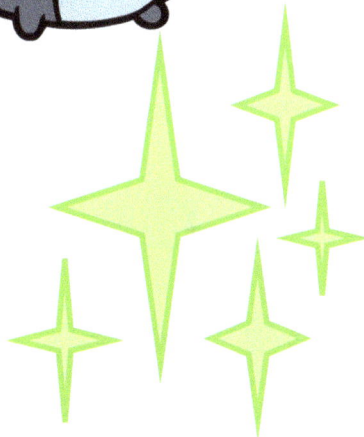

# Fakten über den REM-Schlaf

Wir verbringen etwa 20-25% unserer gesamten Schlafzeit im REM-Schlaf.

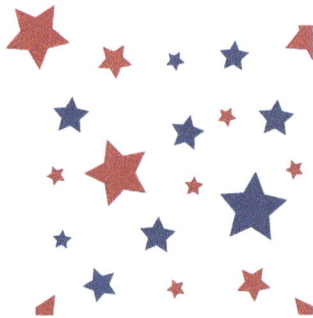

Während des REM-Schlafs gleicht das Muster der Gehirnwellen dem, das während eines aufmerksamen Wachzustands erzeugt wird, aber der Schläfer sieht völlig entspannt aus.

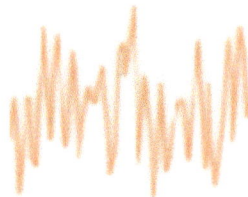

Das erste REM-Stadium, das auftritt, kann nur 1 bis 5 Minuten dauern, das zweite etwa 12-15 Minuten, das dritte etwa 20-25 Minuten usw.

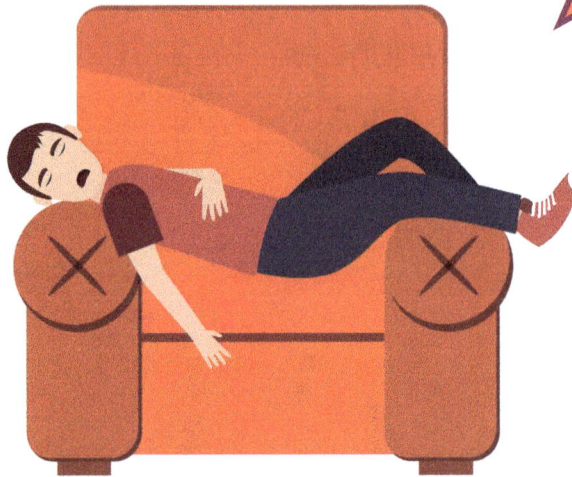

Schläfer sieht völlig entspannt aus.

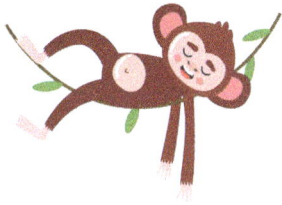

Im Laufe der Nacht nimmt die Zeit im REM-Schlaf zu und rückt näher zusammen.

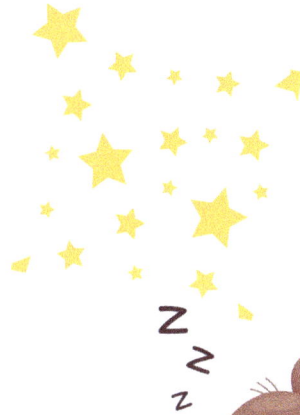

Die meisten Träume treten während des REM-Schlafs auf.

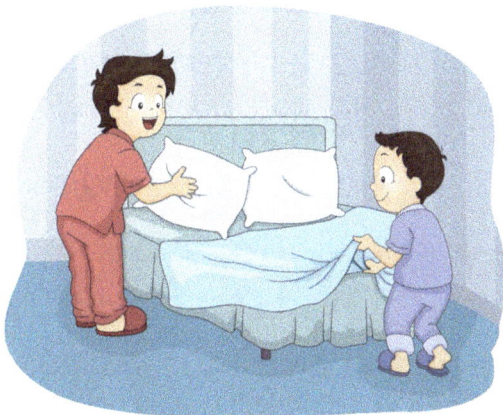

Die meisten Menschen träumen ein paar Mal pro Nacht, auch wenn sie sich nicht an ihre Träume erinnern können.

REM-Schlaf ist durch spontane Ausbrüche von schnellen Augenbewegungen gekennzeichnet, bei denen die Augäpfel schnell unter den geschlossenen Augenlidern hin und her und auf und ab zoomen.

# Zufällige Fakten über Träume

Wir träumen sowohl während des REM- als auch während des Non-REM-Schlafs.

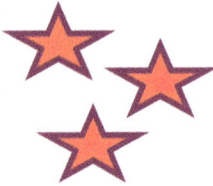

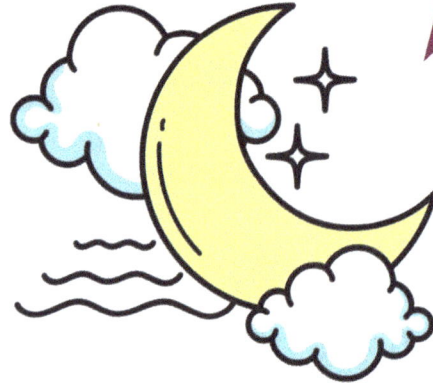

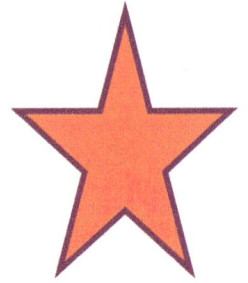

Die Träume, die wir während des REM-Schlafs haben, sind normalerweise seltsamer als die, die wir während des Non-REM-Schlafs haben, die dazu neigen, sich zu wiederholen.

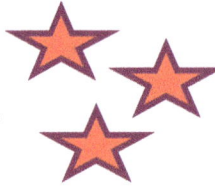

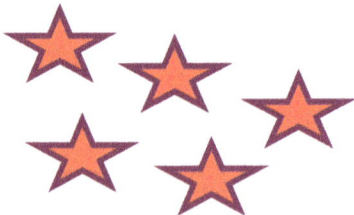

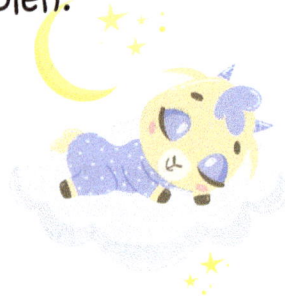

Heute träumen etwa 10% der Menschen in Schwarzweiß - der Rest von uns träumt in Farbe. Vor dem Farbfernsehen träumten nur 15% der Menschen in Farbe.

Frauen träumen gleich oft von Männern und Frauen, während Männer zu 70% von anderen Männern träumen.

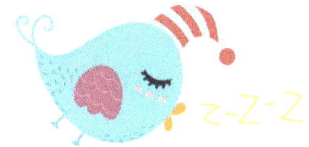

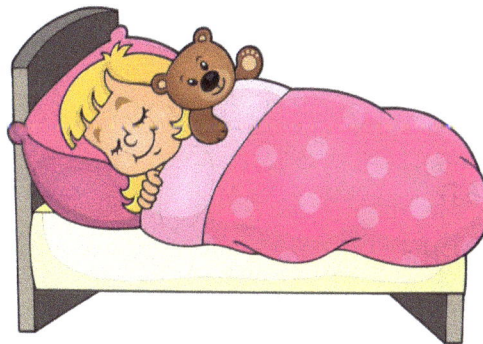

Menschen verbringen etwa 6 Jahre ihres Lebens mit Träumen.

Sie können nicht von Gesichtern träumen, die Sie noch nicht gesehen haben.

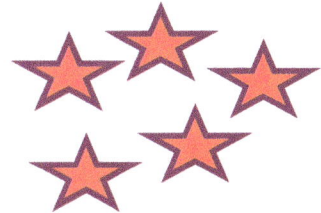

Träume sind schwer zu erinnern. Sie vergessen innerhalb von 5 Minuten nach dem Aufwachen die Hälfte und nach weiteren 5 Minuten vergessen Sie 90%.

# Zufällige Fakten über Schlafstörungen

Es gibt mehr als 80 verschiedene Schlafstörungen, die in zwei Haupttypen unterteilt sind.

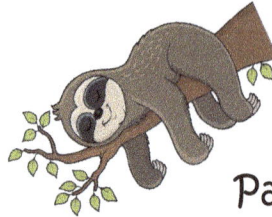

Parasomnien umfassen Störungen des Schlafs infolge eines abnormalen schlafbezogenen Ereignisses wie Schlafwandeln, Zähneknirschen oder erschreckenden Träumen.

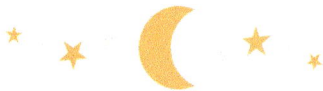

Dyssomnien umfassen Probleme mit dem Schlaf-Wach-Zyklus wie Schwierigkeiten beim Einschlafen oder Durchschlafen, Unfähigkeit wach zu bleiben oder Schlafen zu falschen Zeiten.

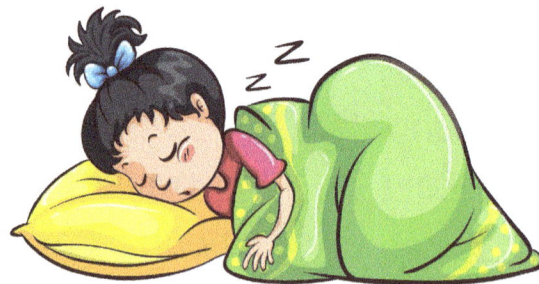

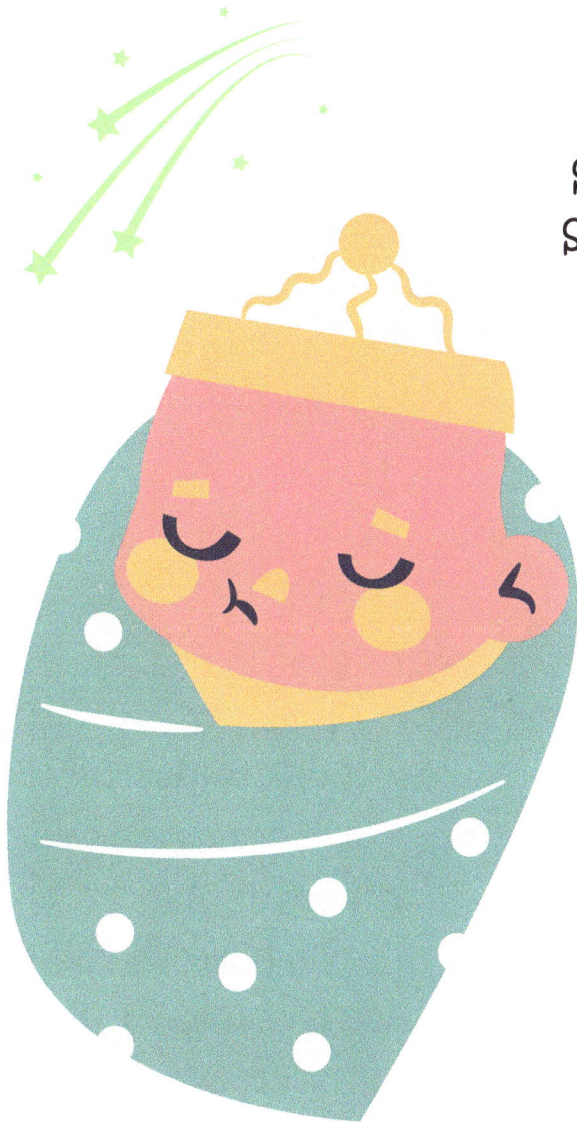

Schlaflosigkeit ist die häufigste Schlafstörung - schätzungsweise haben 30% der Erwachsenen irgendwann in ihrem Leben Symptome von Schlaflosigkeit.

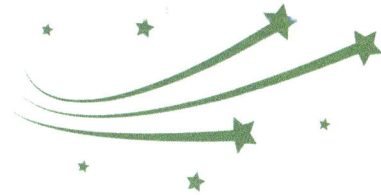

5-10% der Erwachsenen haben über einen längeren Zeitraum eine Schlaflosigkeit.

# Zufällige Fakten über Schlafwandeln

Der wissenschaftliche Name für Schlafwandeln ist Somnambulismus.

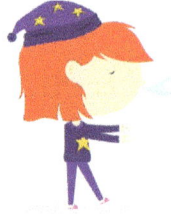

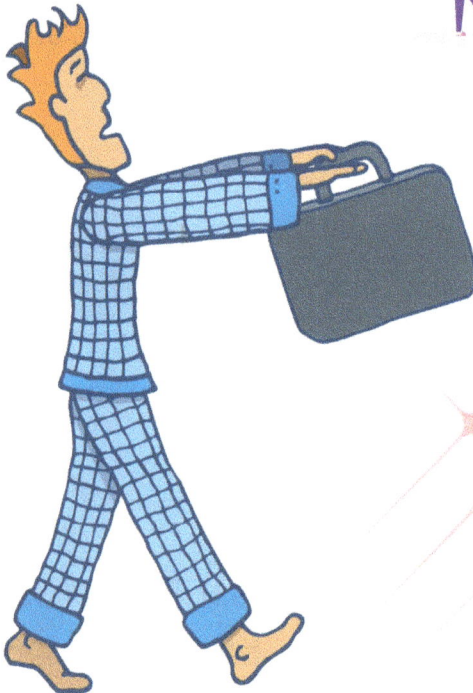

Schlafwandeln beinhaltet das Aufstehen aus dem Bett, während man noch schläft und herumläuft und kann auch andere Verhaltensweisen wie Anziehen beinhalten.

Ein Schlafwandler wird normalerweise zurück ins Bett gehen, sich hinlegen und weiter schlafen, ohne aufzuwachen, wenn er alleine gelassen wird.

Es wird angenommen, dass bis zu 15% der Bevölkerung Schlafwandler sind.

Schlafwandel-Episoden können bis zu 3 oder 4 Mal pro Woche auftreten.

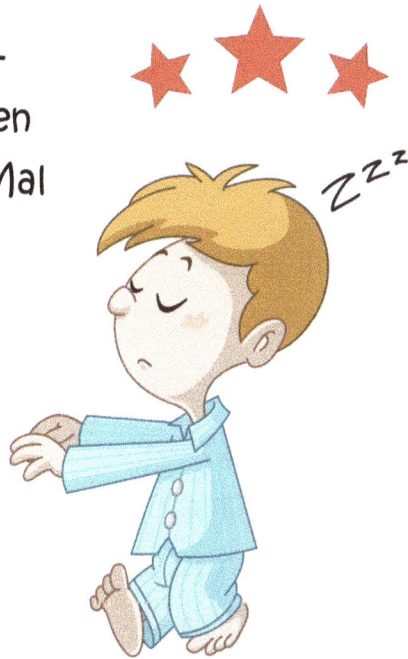

Schlafwandeln ist bei Kindern sehr häufig. Es wird angenommen, dass zwischen 10-30% der Kinder mindestens eine Schlafwandel-Episode hatten und dass 2-3% oft schlafwandeln.

In der Regel dauert eine Schlafwandel-Episode nur wenige Minuten und selten mehr als 15 Minuten, aber es wurde auch Schlafwandeln aufgezeichnet, das so lange wie eine Stunde dauerte.

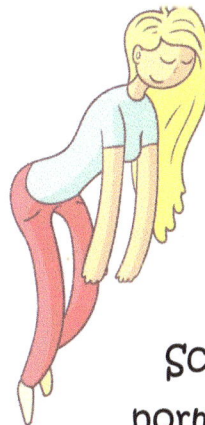

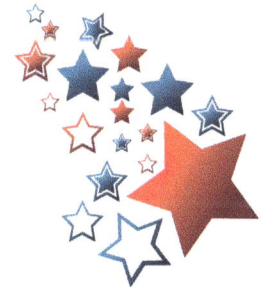

Schlafwandeln tritt normalerweise während des Tiefschlafs in den Stadien 3 und 4 von NREM auf.

# Zufällige Fakten über Schlafentzug

Wenn wir nicht genug Schlaf bekommen, erleben wir Schlafentzug.

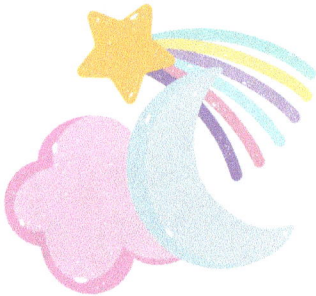

Teilweiser Schlafentzug tritt auf, wenn wir weniger Schlaf bekommen als normalerweise erforderlich.

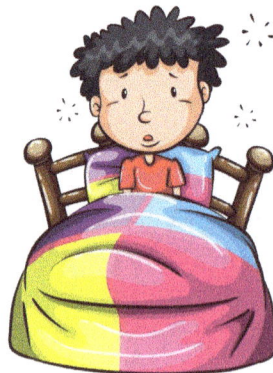

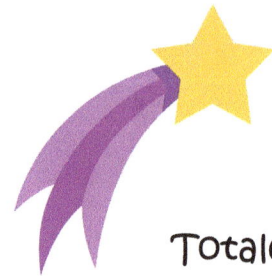

Totaler Schlafentzug tritt auf, wenn wir über einen kurzen oder langen Zeitraum überhaupt keinen Schlaf bekommen.

Schlafentzug beeinträchtigt unsere Fähigkeit, unsere eigenen Emotionen zu verarbeiten, die Emotionen anderer zu verstehen und unsere emotionalen Reaktionen zu steuern.

Der Rekord für die längste Zeit, die jemand ohne Schlaf ausgekommen ist, beträgt 18,7 Tage.

Wenn Menschen schlafentzogen sind, können sie in einen Mikroschlaf geraten. Ein Mikroschlaf ist eine sehr kurze Schlafperiode, die bis zu ein paar Sekunden dauert, während eine Person wach ist.

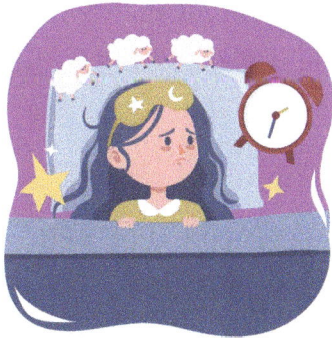

Schlafentzug beeinträchtigt unsere Aufmerksamkeitsfähigkeit.

Schlafentzug kann unsere Fähigkeit beeinträchtigen, unser Verhalten zu kontrollieren, zum Beispiel unartig zu sein oder dumme Entscheidungen zu treffen.

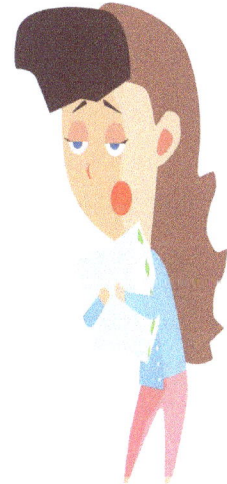

Schlafentzug ist bekannt dafür, mit höheren körperlichen Verletzungsraten verbunden zu sein.

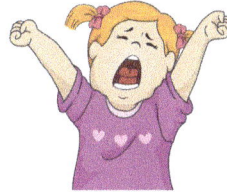

Schlafentzug beeinträchtigt negativ die Denkgeschwindigkeit und -genauigkeit.

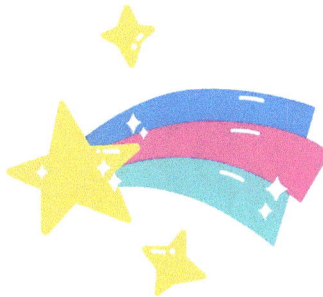

# Fakten, die Ihnen helfen, besser zu schlafen

Ein regelmäßiger Schlafrhythmus - das heißt jeden Tag (einschließlich des Wochenendes) zur gleichen Zeit aufwachen und ins Bett gehen - wird Ihnen helfen, besser zu schlafen.

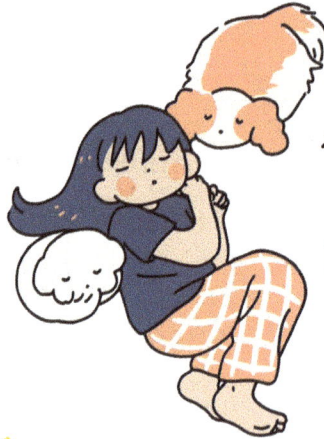

Vermeiden Sie unangenehme Aktivitäten, Gespräche und Gedanken an Probleme kurz vor dem Schlafengehen - das wird Ihnen helfen, besser zu schlafen.

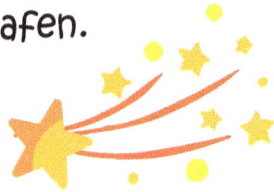

Stellen Sie sicher, dass Sie tagsüber genug natürliches Licht bekommen - es hilft dabei, Ihren Schlaf-Wach-Zyklus aufrechtzuerhalten und daher werden Sie besser schlafen.

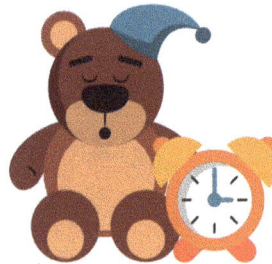

Sport während des Tages - vorzugsweise morgens oder mindestens 4 Stunden vor dem Schlafengehen - kann Ihnen helfen, besser zu schlafen.

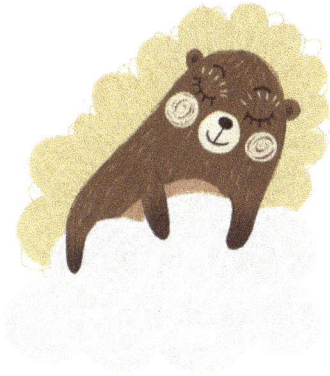

Machen Sie keine Aktivitäten, die viel Aufregung oder Bewegung verursachen (dazu gehören Sport und Videospiele) - diese werden Ihnen nicht beim Schlafen helfen - tatsächlich werden sie Sie aufwecken und den Schlafbeginn erschweren.

Ein Nickerchen, das länger als 30 Minuten dauert oder sehr nahe an der Bettzeit liegt, wird Ihnen nicht helfen, besser zu schlafen.

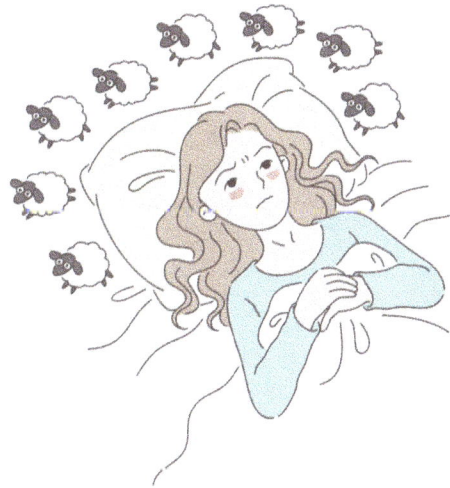

Wenn Sie nicht schlafen können, sollten Sie aus dem Bett aufstehen und etwas anderes tun.

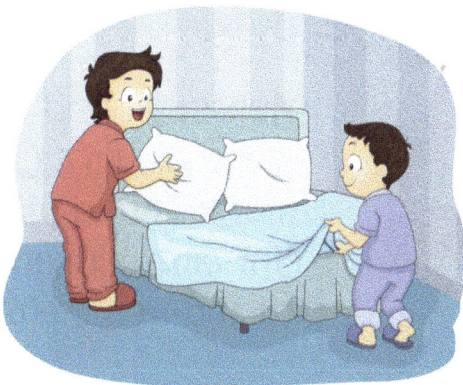

# Zufällige Fakten über den Schlaf

Menschen schliefen im Durchschnitt 9-10 Stunden pro Nacht, bevor die Elektrizität erfunden wurde.

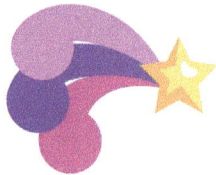

Nach der Geburt eines Kindes verlieren Eltern im ersten Jahr zwischen 400 und 750 Stunden Schlaf.

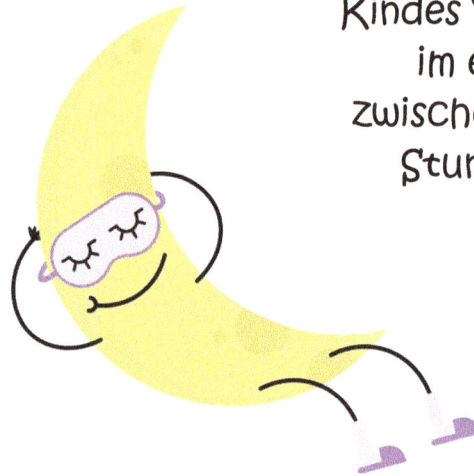

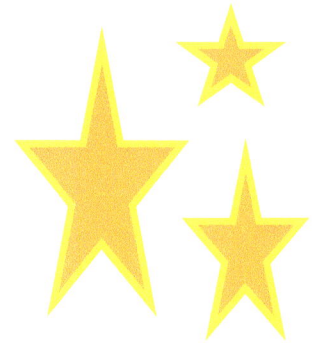

Heutzutage schlafen 30% der Erwachsenen weniger als 7 Stunden pro Nacht.

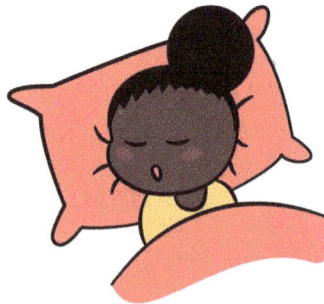

Menschen sind eher geneigt, um 2 Uhr morgens und um 14 Uhr einzunicken als zu anderen Zeiten.

Wir können nur während des NREM-Schlafs schnarchen.

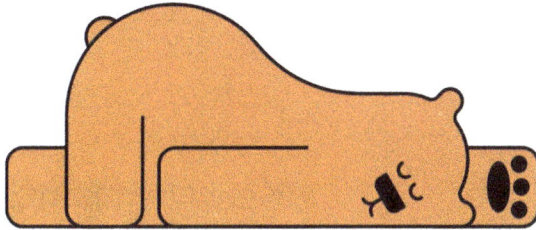

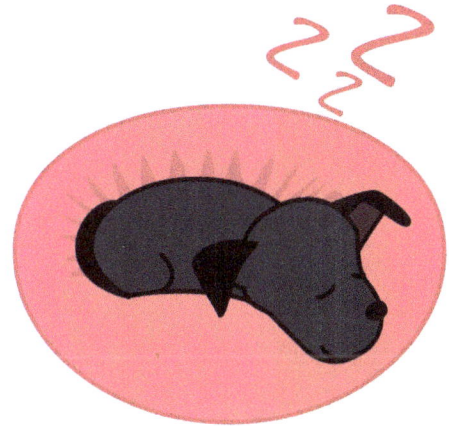

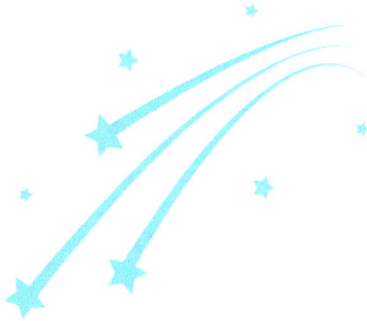

Fast alles, was wir über den Schlaf wissen, wurde in den letzten 50 Jahren entdeckt.

Erwachsene, die regelmäßig weniger als 7 Stunden pro Nacht schlafen, werden häufiger krank als diejenigen, die mehr als 7 Stunden pro Nacht schlafen.

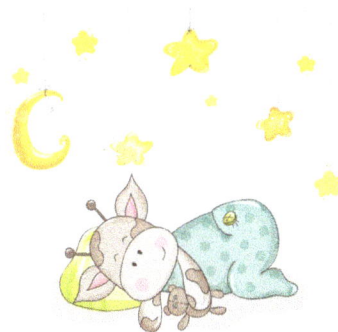

Die Schlafbedürfnisse ändern sich mit dem Alter. Von Geburt an nimmt die Gesamtzeit, die wir mit dem Schlafen verbringen, allmählich ab, wenn wir älter werden.

# Mehr zufällige Fakten über den Schlaf

Laut NASA (ja den Weltraumleuten) dauert das perfekte Nickerchen genau 26 Minuten.

Menschen können nicht niesen während sie schlafen - es ist unmöglich.

Forschungen haben ergeben, dass das Zählen von Schafen keine effektive Methode ist um den Schlafbeginn einzuladen. Es scheint zu langweilig zu sein; das Vorstellen einer ruhigen Landschaft funktioniert im Allgemeinen besser.

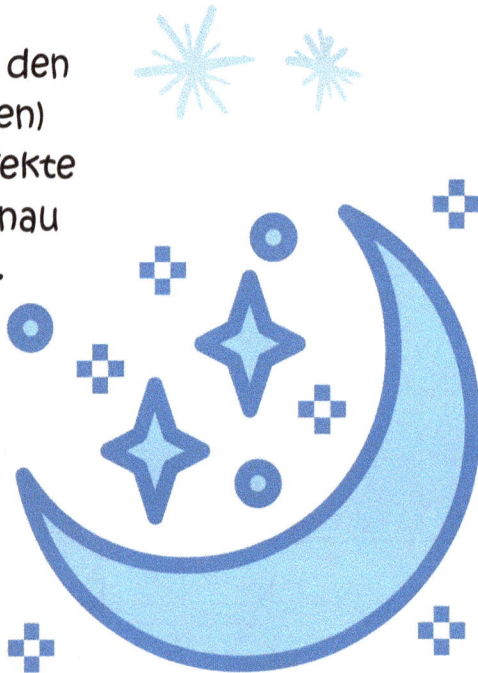

Die meisten Menschen verbrennen weniger Kalorien während sie fernsehen als wenn sie schlafen.

Die Verwendung von elektronischen Geräten in den zwei Stunden vor dem Zubettgehen kann Ihren Schlaf beeinflussen. Sie emittieren blaues Licht, das Ihr Gehirn dazu bringt zu glauben es sei Tag.

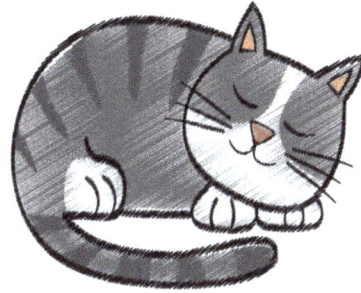

Menschen sind die einzigen Säugetiere, die den Schlaf freiwillig verzögern.

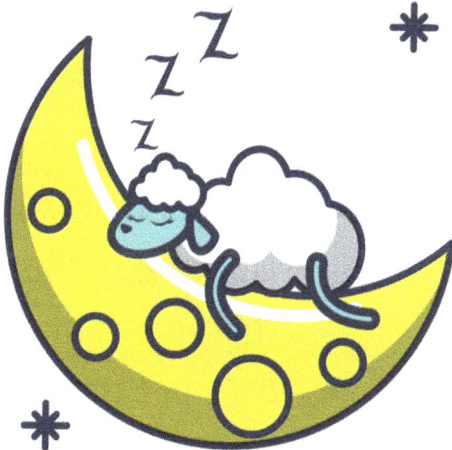

Während des Schlafs filtert das Gehirn selektiv Geräusche heraus, die Sie aufwecken könnten, während Sie schlafen - insbesondere Geräusche, die nicht darauf hindeuten, dass Sie in Gefahr sind.

# Noch mehr Fakten über den Schlaf

Es dauert 7 Minuten, bis die durchschnittliche Person einschläft.

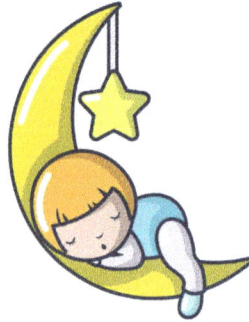

Jedes zusätzliche Kind in einem Haushalt erhöht das Risiko einer Mutter, schlafentzogen zu werden, um 46%.

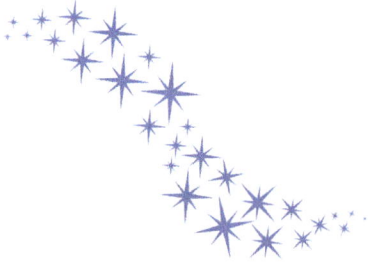

Menschen, die später im Leben ihre Fähigkeit zu sehen verlieren, können immer noch in ihren Träumen sehen.

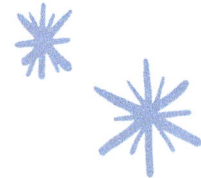

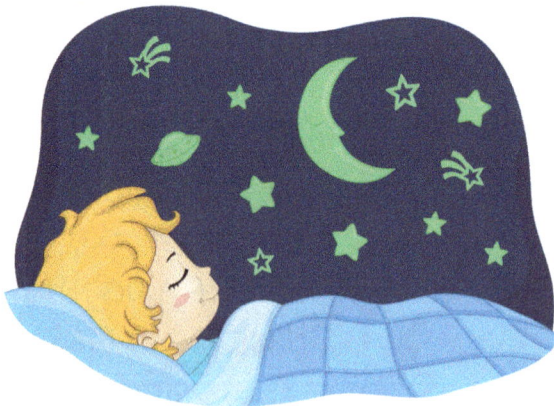

Um ihre ausgefallenen Frisuren zu schützen, schliefen reiche alte Ägypter mit unbequemen Nackenstützen anstelle von Kissen.

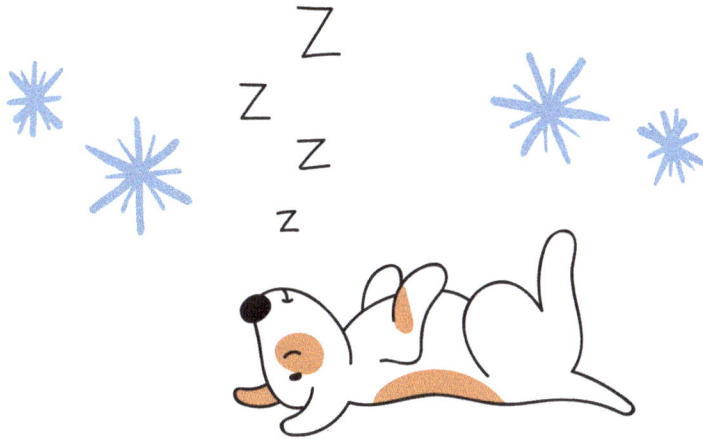

Somniphobie ist die Angst vor dem Einschlafen.

Oneirophobie ist die Angst vor Albträumen oder Träumen.

Clinomanie ist der unwiderstehliche Drang, den ganzen Tag gemütlich im Bett zu bleiben, während Dysanie das Wort für das Gefühl ist, wenn man gerade aufgewacht ist und wirklich nicht aus dem Bett aufstehen möchte.

Bevor Wecker erfunden wurden, beschäftigten Fabriken Menschen, um an den Schlafzimmerfenstern ihrer Arbeiter mit einem langen Stock zu klopfen, um sicherzustellen, dass sie pünktlich zur Arbeit kamen.

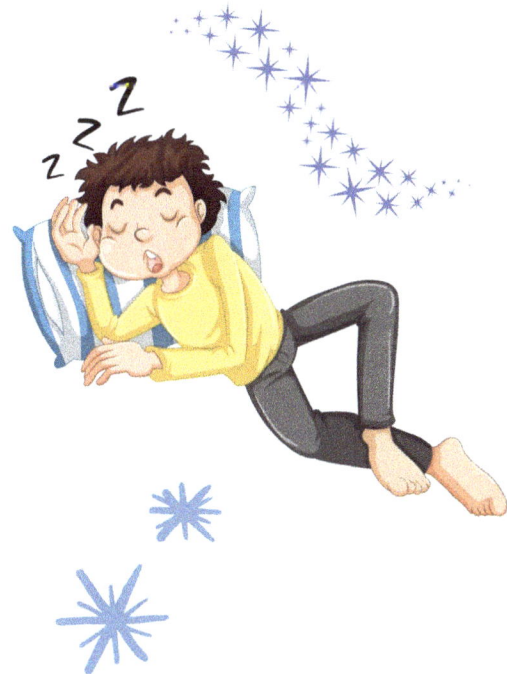

# Zufällige Fakten über den Tier-Schlaf

Koalas können 18-20 Stunden am Tag schlafen.

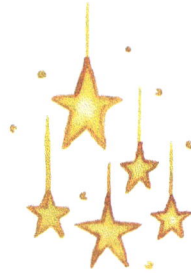

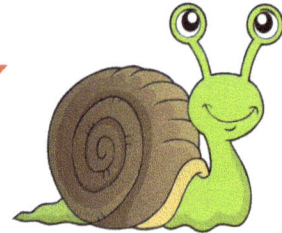

Schnecken können bis zu drei Jahre am Stück schlafen.

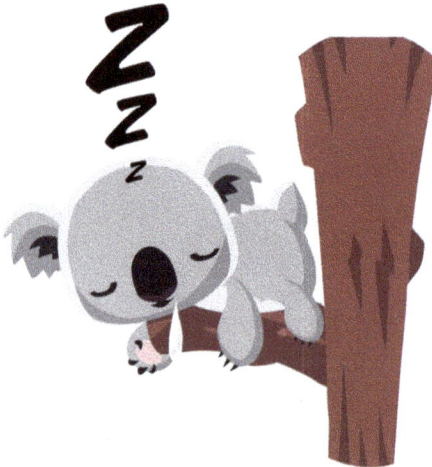

Giraffen kommen mit durchschnittlich weniger als 2 Stunden Schlaf pro Nacht aus.

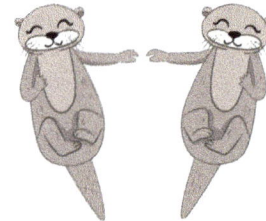

Seeotter schlafen Hand in Hand, damit sie nicht voneinander wegtreiben.

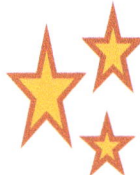

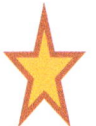

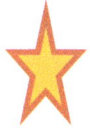

Kühe und andere gehufte Tiere schlafen im Stehen.

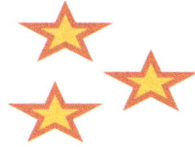

Faultiere und Fledermäuse schlafen kopfüber hängend.

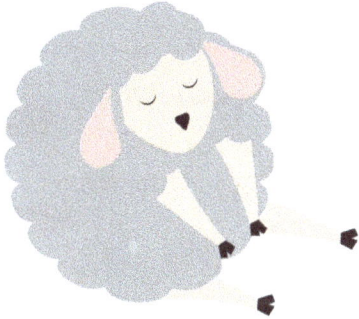

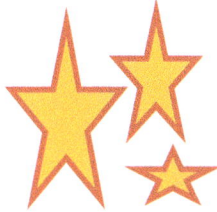

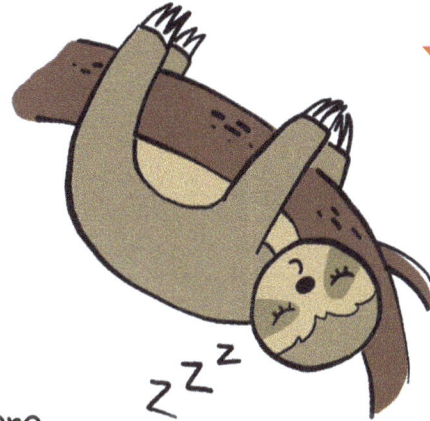

z z z

Nachtaktive Tiere wie Opossums und Wombats schlafen tagsüber.

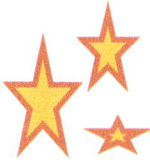

Wenn Wale und Delfine schlafen, ruht nur die Hälfte ihres Gehirns auf einmal, damit sie zum Atmen auftauchen können.

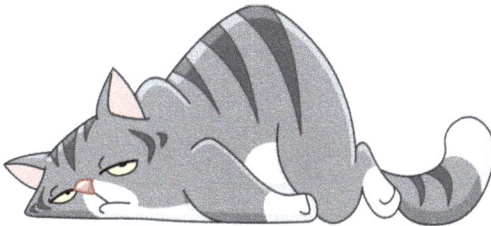

Katzen schlafen 70% ihres Lebens.

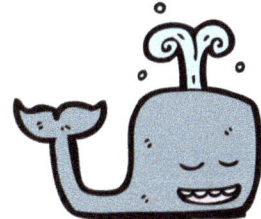

# Weitere Titel in der Zufallswissen-Reihe

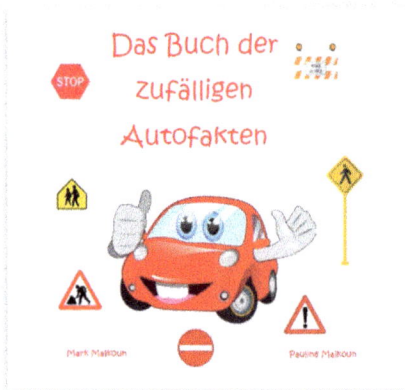

Das Buch der zufälligen Autofakten

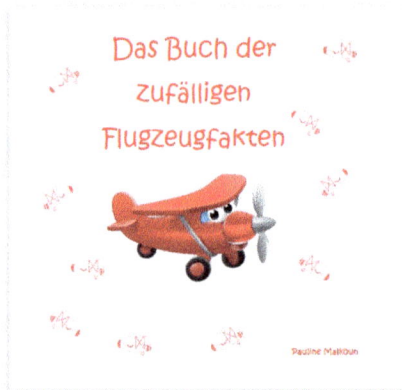

Das Buch der zufälligen Flugzeugfakten

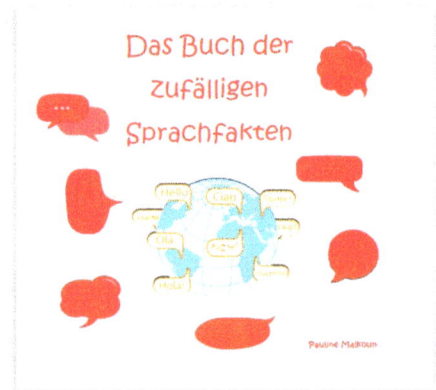

Das Buch der zufälligen Sprachfakten

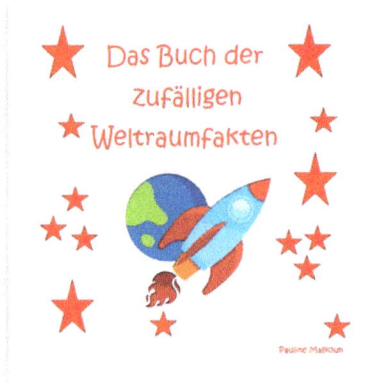

Das Buch der zufälligen Weltraumfakten

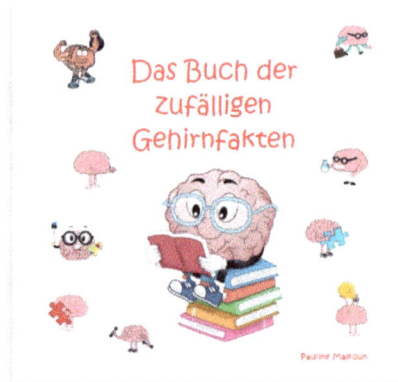

Das Buch der zufälligen Gehirnfakten

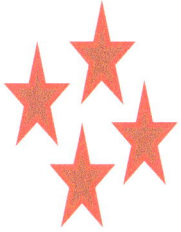

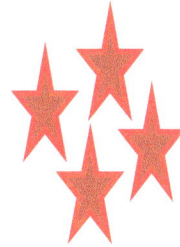

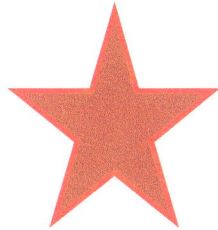

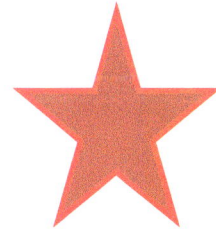

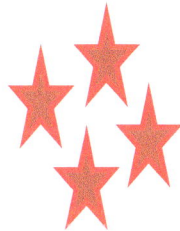

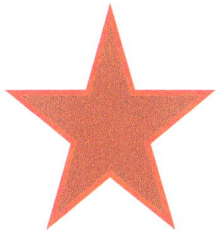

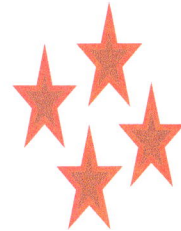

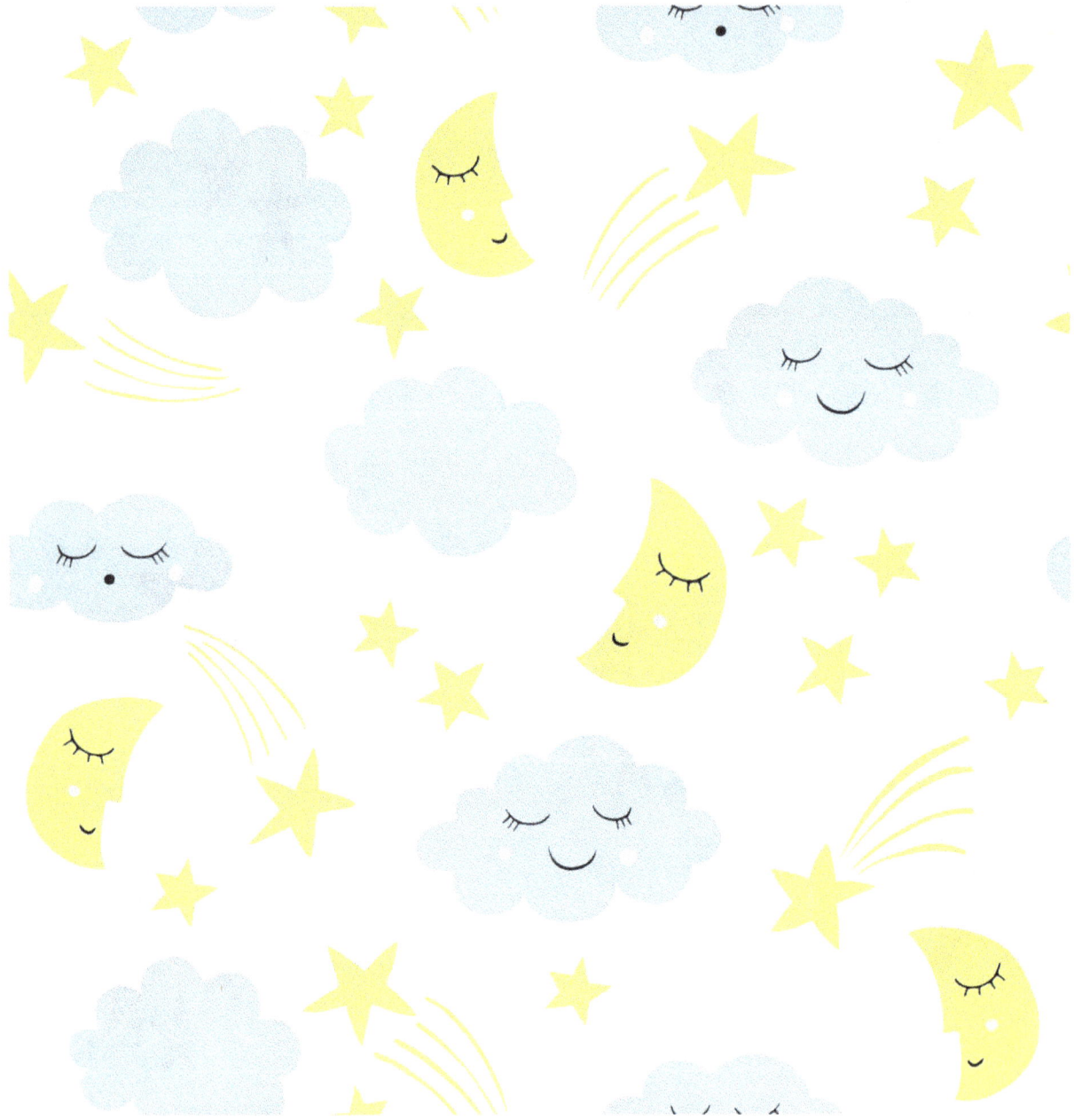

www.ingramcontent.com/pod-product-compliance
Lightning Source LLC
Chambersburg PA
CBHW080428030426
42335CB00020B/2637